ÉTUDE SYNOPTIQUE ET SUCCINCTE

SUR LES

PHILTRES

ET

BOISSONS ENCHANTÉES

Ayant pour base les Plantes pharmaceutiques

DEPUIS L'ANTIQUITÉ JUSQU'AU MOYEN-AGE ET A LA RENAISSANCE INCLUSIVEMENT

Par M. E. GILBERT

Ex-Pharmacien interne des Hôpitaux et Hospices civils de Paris,
Membre de la Société d'Émulation des Sciences pharmaceutiques et chimiques de Paris,
et de la Société de Pharmacie de Clermont-Ferrand.

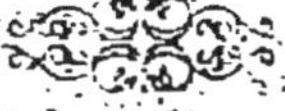

MOULINS

IMPRIMERIE DE DUCROUX ET GOURJON DULAC, RUE SAINT-PIERRE

1870

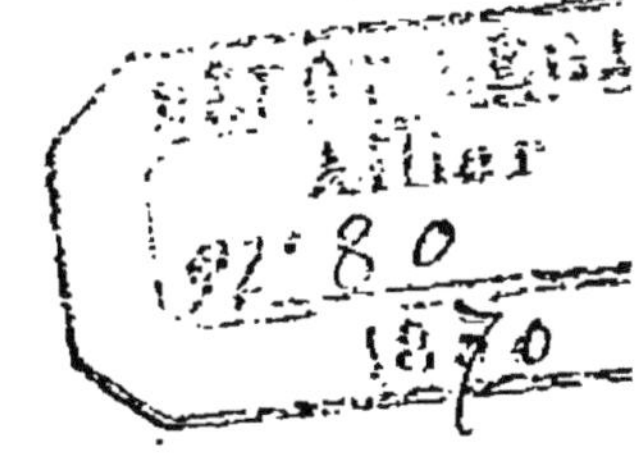

ÉTUDE

SUR LES PHILTRES

ET BOISSONS ENCHANTÉES

ÉTUDE

SYNOPTIQUE ET SUCCINCTE

SUR LES

PHILTRES

ET

BOISSONS ENCHANTÉES

Ayant pour base les Plantes pharmaceutiques

DEPUIS L'ANTIQUITÉ JUSQU'AU MOYEN-AGE ET A LA RENAISSANCE
INCLUSIVEMENT

Par M. E. GILBERT

Ex-Pharmacien interne des Hôpitaux et Hospices civils de Paris,
Membre de la Société d'Émulation des Sciences pharmaceutiques et
chimiques de Paris,
et de la Société de Pharmacie de Clermont-Ferrand.

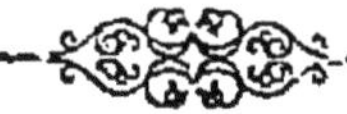

MOULINS

IMPRIMERIE A. DUCROUX ET GOURJON DULAC, RUE SAINT-PIERRE

1870

ÉTUDE SYNOPTIQUE

ET SUCCINCTE

SUR LES

PHILTRES, BOISSONS ENCHANTÉES,

Ayant pour base les Plantes pharmaceutiques.

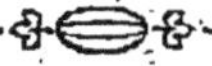

I.

L'art sacré, les initiations aux mystères d'Eusis et d'Eleusis, sont, on pourrait presque l'affirmer, l'origine des philtres et des boissons préparées.

Les breuvages mystérieux, pris après des jeûnes plus ou moins prolongés, les dispositions physiques des récipiendaires, étaient donnés dans le sens des visions ou des hallucinations qu'on voulait leur procurer.

La base de ces breuvages étaient presque toutes les plantes pharmaceutiques desquelles on connaît aujourd'hui la véritable valeur. Elles sont presque toutes vénéneuses.

L'art de les préparer passa de l'Égypte dans la Grèce, et, comme pour tant d'autres choses, les Grecs transmirent ce secret aux Romains.

Serait-il déplacé ici de rappeler, pour mémoire, que dès la plus haute antiquité les poisons étaient connus, que non-seulement les anciens en connaissaient la valeur, mais encore que certaines sectes savaient préparer les poisons les plus énergiques et s'en servaient dans un but criminel.

Cependant, l'histoire des premiers temps des poisons est aussi obscure que l'histoire des premiers peuples. Les passions, les vices des hommes ont été le plus puissant auxiliaire à l'extension et à la recherche des poisons. Leur connaissance est donc aussi ancienne que le crime; comment alors établir leur origine?

Néanmoins, le premier de tous, suivant la tradition, qui s'en soit occupé, est Orphée, médecin-poète, qui vivait avant Homère; il fit le poème de *Lapidibus*, où il énumère les poisons végétaux et les pierres précieuses considérées comme antidotes.

Soit dit en passant que le poème a pour but de démontrer l'utilité des antidotes. Théodomas, fils de Priam, raconte à Orphée les propriétés des pierres. Il énumère la topaze, le jaspe, l'opale, le lépidote, le chrysolite, l'aimant, le rubis, l'émeraude. La famille de Laomédon et les rois de Troie interviennent dans le récit et les anecdotes. Peut-être aussi à cette époque pantagruélique, où quelques convives mangeaient à eux seuls un bœuf par repas, Orphée fit-il connaître l'*améthyste*, car on doit nécessairement penser que si une si fabuleuse quantité de viande était absorbée, le liquide pour les boissons devait être en raison directe ; l'ivresse devait s'en suivre, et l'*améthyste* a la propriété merveilleuse de préserver de l'ivresse l'homme qui en était paré.

Homère, le prince des poètes, vient après Orphée, confirmer par sa narration la connaissance des boissons préparées et des philtres. Il raconte que la coupe de Circé contenait un poison qui avait la propriété de changer les hommes en bête. L'ivresse seule dans laquelle ils étaient plongés leur faisait supposer cette honteuse métamorphose. Les histoires grecques et romaines abondent de récits où les breuvages qui y figurent prouvent d'une manière certaine que les connaissances des faiseurs de prodiges, à cette époque, étaient très-étendues.

Les limites de ce travail, très-restreint d'ailleurs, ne nous permettent pas d'entrer dans de plus grands détails; nous avons simplement voulu faire connaître les deux plus anciennes autorités qui font, dès la plus haute antiquité, l'histoire de ces breuvages enchantés. Ce point de départ établi, on nous permettra de poursuivre l'énumération que nous nous proposons de faire.

II.

L'antiquité, et surtout l'ancienne Rome, nous fait voir des femmes qu'on nommait sorcières, qui se livraient à toutes sortes de pratiques, hors les bonnes, pour deviner l'avenir, prédire la bonne fortune, possédant des breuvages ou des substances propres à rendre amoureux, capables de donner des songes, de faire haïr ou de faire souffrir.

Ces sorcières enchanteresses faisaient descendre les astres des cieux; leurs enchantements pouvaient arrêter les vents les plus furieux, faire sortir les morts de leurs tombeaux; elles possédaient, en un mot, un arsenal de plantes malfaisantes qui, administrées en breuvages, excitaient dans le sens qu'elles s'appliquaient à prédire.

Et encore, si elles s'étaient simplement bornées à la vente des substances actives, il n'y aurait rien eu d'étonnant, mais ce qu'il y a de plus effroyable, c'est qu'elles ne craignaient pas de sacrifier de jeunes enfants pour composer leurs drogues infâmes.

C'est pour cela qu'Horace, dans l'épode V, raconte, en les couvrant d'imprécations, les sacrifices nocturnes et les redoutables pratiques de Canidie, et que Cicéron plaida contre le philosophe pithagoricien Vatinius, qui était accusé de sacrifier aux dieux infernaux les cadavres de jeunes enfants et de composer des breuvages enchanteurs et funestes.

Il ne sera point déplacé ici de mettre en relief, à propos de philtres et de sorciers, le nom d'Apulée. Cet auteur jouit d'une certaine autorité en cette matière, car il énumère tout au long les ensorcellements et les cérémonies magiques auxquelles se livraient les magiciens, pythonisses, sorcières et devineresses.

D'après lui, toutes les magiciennes venaient de Thessalie. Auteur des *Métamorphoses*, plus connu encore sous le nom d'*Ane d'or*, Apulée était un écrivain latin, contemporain du satirique grec Lucien, et naquit à Madaure, colonie romaine, l'an 114 après Jésus-Christ, vers la fin du règne de Trajan. Il passa ses premières années dans les écoles publiques de Carthage, embrassa toutes les sciences et se réfugia à Alexandrie, dernier asile des sciences et de la philosophie. A ses nombreuses connaissances Apulée avait, dit-on, ajouté l'étude et la pratique de la magie.

Durant ses voyages dans l'Orient et la Grèce, il avait visité les divers sanctuaires, s'était fait initier à des pratiques et à des rites mystérieux. Cette réputation dangereuse faillit troubler sa brillante carrière.

Comblé d'honneurs par ses compatriotes, marié à une riche veuve, il excita la jalousie et la haine de la famille de sa femme.

Ses parents, jaloux, l'accusèrent d'avoir séduit par des philtres et des enchantements magiques celle qu'il avait épousée.

Quoique puérile que fût l'accusation de magie intentée contre Apulée, à l'occasion de son mariage avec Pudentilla, il est aisé de voir par ses œuvres de philosophie que, comme la plupart des philosophes de son temps, il avait introduit dans la doctrine platonicienne un élément surnaturel et la croyance à des puissances occultes.

Les *Contes merveilleux*, curieux tableau des superstitions magiques chez les anciens, attestent la prédilection d'Apulée pour ces mystérieux prestiges.

Il serait trop long d'entrer dans tous les détails cités par l'auteur, il convient d'effleurer simplement les faits les plus saillants. Il raconte la puissance de la terrible magicienne Méroë, à qui rien n'est impossible.

Connue des Indiens et des Éthiopiens, elle pouvait abaisser les cieux, solidifier les eaux, liquéfier les montagnes, obscurcir les astres.

Par des philtres et sa puissance, elle avait changé son mari en castor, elle changea en grenouille un cabaretier qui tachait de lui enlever ses pratiques, car, à sa profession de sorcière, Méroë joignait celle de cabaretière. Ce vieillard nage dans un tonneau et arrête d'une voix rauque ses anciens chalands, le plus poliment possible. Enfin, toujours par la terrible puissance de ses philtres, elle changea en bélier, pour se venger, un avocat qui avait plaidé contre elle, et c'est sous cette forme qu'il avocasse encore.

Il fait connaître tout ce qui se passe dans

la maison de la fameuse sorcière Pamphile. Il dépeint le tableau de la terrasse, située sur le haut de la maison, d'où elle découvrait l'Orient et l'Occident. Devant elle sont étalées les plantes aromatiques, la *sariette*, la *sauge*, le *myrthe*, des lames d'airain couvertes de caractères inconnus, des morceaux de bois de navires naufragés, des vases pleins de lait et d'hydromel. Plus loin, des réchauds ardents où doivent brûler les parfums, l'encens mâle et la *verveine résineuse*.

Pamphile, d'après Apulée, avait le pouvoir de se changer en oiseau pour voler auprès de celui qu'elle aimait. Ce pouvoir surnaturel était dû à une certaine pommade qui faisait couvrir son corps de plumes et qui lui donnait complétement la forme de ce volatil, et elle revenait à sa forme naturelle en rompant le charme, en mangeant des roses. Il paraît, toujours d'après la même autorité, que les onguents n'avaient pas tous la même vertu, car un certain Lucius ayant pénétré dans la demeure de la sorcière en son absence, et voulant aussi lui-même se changer en oiseau, se trompa sans doute de pommade, et se frotta d'une espèce différente qui, au lieu de le changer en oiseau le changea en âne. C'est sous cette forme qu'Apulée fait promener Lucius dans tous ses contes et fantasmagories, c'est le héros de son histoire qui, tombant de sorcier en sorcier, ne parvint à rompre le charme qu'en trouvant une pythonisse bienfaisante qui lui donna un philtre préparé.

Toutes ces données que l'on vient de parcourir servent suffisamment à nous démontrer combien l'imagination des anciens était fanatisée au point de vue magique.

De quelle stupeur devaient être frappés ces hommes, dont l'ignorance était si grande, quand ils étaient sous l'impression directe d'une drogue dont ils étaient si loin de connaître les propriétés stupéfiantes et vénéneuses !

Les philtres et les préparations pharmaceutiques qui y entraient, et dont on connaît aujourd'hui la véritable valeur et les propriétés certaines, servent à démontrer que, sous l'influence de certains narcotiques, l'esprit est tellement bouleversé qu'on se croit dans des situations analogues et semblables à celles que nous démontre la fable. Administrées à des doses qui ne peuvent provoquer la mort, certaines substances semblent anéantir complétement les facultés intellectuelles, sinon les faire tourner du côté des choses surnaturelles et invraisemblables.

Les songes qu'elles provoquent le démontrent assez, et les effroyables effets de semblables pratiques ne l'ont que trop souvent fait connaître.

L'époque ancienne nous en fournit des preuves authentiques, et sur ce sujet il serait facile de compiler des masses de livres; mais pour rendre ces récits attrayants, il faut entrer dans de sages limites et citer les faits les plus saillants.

Dans l'ancienne Rome surtout, l'art des philtres était poussé au plus haut degré, et on en a souvent des exemples cités par Pline : ceux qui étaient l'objet de ces sinistres plaisanteries trouvaient la mort dans leur administration.

Les plaisirs effrenés du peuple-roi, en complète décadence, ne regardaient que le but de s'assouvir, et ne réfléchissaient point à la terrible conséquence que pouvaient avoir les boissons enchantées, suscitées par les plus dégradantes passions.

III.

Des philtres proprement dit. — De leur composition.

Dans l'acception du mot, et d'après son étymologie, philtre veut dire breuvage pour donner l'amitié : *philtrôn*, *philtre*, *philein* (grec), aimer ; ridicules contre nature, ils étaient plutôt capables d'inspirer la folie que tout autre sentiment.

Que serait un véritable philtre ? C'est celui qui pourrait concilier une inclination mutuelle entre une personne et une autre, en un mot, la transplantation de l'affection.

Est-il des philtres de cette nature ? La réponse est toute prête : assurément non. Ceux-là, du moins, auraient eu un but honorable et véritable, et n'auraient pas eu le caractère dégradant de ceux dont ordinairement se servent les débauchés.

Les philtres ont joué un grand rôle dans l'antiquité. A Rome surtout, c'est là que la science des sorciers et des parfumeuses savait se déployer. Cette science occulte a toujours épouvanté les anciens ; elle exerçait sur les masses cet ascendant fataliste et fanatique. On peut assurer encore aujourd'hui que le peuple n'est pas désabusé sur ce prétendu pouvoir magique qu'il ne peut et ne sait s'expliquer.

Quiconque lit attentivement les auteurs anciens est frappé de la multiplicité de cas dans lesquels cette pratique était employée. C'est à dessein que nous avons signalé, en passant, le type de Méroë et de Pamphile, sorcières de l'antiquité, car nous aurons l'occasion de démontrer plus loin que les liniments renfermant des drogues pharmaceutiques produisent des hallucinations et des vertiges.

On est en droit de se demander quelle était à cette ancienne époque la connaissance toxicologique, principalement surtout dans le règne végétal, pour la composition des boissons qui font le sujet de cette étude. Il est aisé de répondre :

Les poisons, tirés du règne végétal, et énumérés par Nicandre, commencent par l'opium.

On a eu tort de contester aux anciens la connaissance de l'opium, ils le connaissaient si bien qu'ils faisaient une différence bien tranchée entre *l'opion*, le *méconion*, et enfin le *diacodion*.

Hérodote, qui s'est occupé de l'opium, parle expressément du *méconion*, et décrit la manière de le préparer. Le pavot nous donne un suc qui provoque la mort. *L'opion* s'obtenait en faisant, par des temps secs, des incisions longitudinales sur la tête des pavots; le suc qui s'écoule se durcit et on en fait des trochisques. C'est ce que Pline et Dioscoride apprennent au sujet de l'opium. Mais le *méconion* des anciens n'était point notre opium. Pline dit (lib. xx, 18) qu'il a bien moins de force (*multum opio ignavior*) ; il dit aussi que le *diacodion* s'obtient en faisant bouillir les têtes de pavots sauvages dans l'eau ; on passe à travers un linge, on reprend la colature (1) avec du miel, et on l'évapore à réduction de moitié ; c'est à peu près le sirop diacode de nos pharmacies.

(1) Colature. — Au mot latin *cola* ; filtre, résultat de la filtration.

Dans les temps antiques, les Romains s'occupaient avec beaucoup d'ardeur de la culture de l'opium. On sait que Tarquin-le-Superbe fit abattre les têtes de pavots de son jardin devant les ambassadeurs que son fils lui avait envoyés. (Pline, lib. XIX). En voici la cause : Le fils de Tarquin-le-Superbe, Sextus Tarquin, s'était emparé de Gabies par trahison ; cette ville ne voulut point accepter le joug des Romains. Sextus envoie des ambassadeurs à son père pour lui demander conseil. Tarquin passe dans son jardin, et, en leur présence, coupa la tête des pavots les plus élevés ; ce fut là sa réponse. Sextus comprit, vit ce qui était nécessaire, mit à exécution le conseil, en faisant exécuter les grands de la ville et les principaux chefs qui ne voulaient point se soumettre.

Les médecins de l'antiquité le condamnent comme vénéneux ; Dioscoride dit qu'il nuit à la vue, et Pline raconte que c'est au moyen de l'opium que Cécina, ancêtre de Mécène, se donna la mort.

Nicandre ajoute que celui qui boit un philtre dans lequel il rentre du suc de pavot tombe dans un profond sommeil, que la face pâlit, et que les yeux encavés simulent la mort.

Jusquiame.

En second lieu venait la jusquiame. C'est surtout l'infusion de la graine qui servait dans les philtres ; elle passait pour causer des vertiges et donner des accès de folie momentanée. On distinguait, comme aujourd'hui, deux sortes de graines, la blanche et la noire. Pline dit qu'on ne peut pas en manger plus de quatre feuilles sans que la tête soit bouleversée.

Mandragore.

Cette plante, chez les fabricants de philtres, était employée pour produire l'anesthésie. Il est à remarquer que c'était notamment et principalement avec la *jusquiame* et cette plante que les hallucinations, les visions extraordinaires, et même l'aliénation mentale étaient produites. Nicandre examine ensuite un assez grand nombre de sucs, pour ainsi dire tirés tous de la famille des euphorbiacées et des apocynées, *l'élatérium, la bryone, le toxicum.*

L'aconit, dont le nom vient, suivant Théophraste, de la ville d'*Acon* près d'Héraclée, où cette plante croît en abondance, est un poison des plus énergiques. Les anciens le croyaient aussi et lui avaient donné le nom de tue-panthère. La mythologie indique la naissance de l'aconit, elle la fait sortir de l'écume de *Cerbère*. Pline raconte, au chapitre xxvii, lib. 11, que Calpurnius Bestia, conjuré de Catilina, faisait mourir ses femmes avec des philtres préparés avec *l'aconit*. Le *colchique* apparaît ensuite; c'est avec cette plante que Médée de Colchis enfantait ses sortiléges. Le *smilax* ou *taxus*, connu des Romains, était le *daphne mezereum* de nos pharmacies. L'histoire rapporte que Cativulcus, roi des Eburons (Belges), se donna la mort avec ce poison. L'ellébore était employé en breuvage pour guérir la folie. Aulu-Gelle nous apprend que les Gaulois empoisonnaient leurs flèches avec le suc de cette plante.

L'herbe *sardonique* est une espèce de renoncule d'une action vésicante, poison âcre qui enlève la peau, et qui occasionne une rubéfaction violente. Les anciens faisaient entrer son suc dans des breuvages donnant la gaîté; elle produit une contraction spasmodique des muscles de la face, des joues et de la bouche. Ce rire apparent reçut des anciens le nom de *sardonique*, parce qu'il était produit par une espèce de *renoncule* commune en Sardaigne. Soit dit en passant que le nom de *renoncule* vient de *rana*, grenouille, parce que la plupart viennent dans des terrains et des prairies humides.

Celui des auteurs anciens qui s'est le plus occupé des plantes possédant des vertus magiques, est Pline. Avant lui, Homère parle du *népenthès* qui, donné par Héléne à Télémaque, suspend dans le cœur du jeune héros le sentiment de ses afflictions. Tous les auteurs anciens, Ovide, Juvénal, Martial, Virgile, Plutarque, viennent appuyer des faits semblables de leur autorité.

Dans le *Démon* de Socrate (*Dæmonio Socratis*), Plutarque conserve la description des mystères de Trophonius. Ceux qui entraient dans la grotte et qui allaient consulter l'oracle, éprouvaient de violentes douleurs de tête quand les apparitions commençaient, et tous ceux qui avaient été en consultation auprès de la sybille tombaient dans un marasme qui les gardait toute leur vie, l'altération de la santé s'en suivait, et tout cela était produit par la force des breuvages qui leur étaient administrés.

D'après Pline, le *thalassegle* (1) est une plante qui naît sur les bords du fleuve Indus; les sucs de cette plante, pris en breuvage, jettent dans le délire et donnent des visions qui surprennent par leur merveilleux. Le *gélatophilis* excite un rire continuel. Parmi les autres plantes magiques citées par cet auteur, se rencontrent un chanvre qui à la propriété de faire coaguler les eaux, le *potamentis* dont le suc donne des visions fort agréables, l'*achæmenis*, qui donnait le tourment pendant le sommeil; les anciens croyaient que les coupables qui absorbaient son suc se voyaient poursuivis par les dieux qui les forçaient à confesser leurs crimes. L'*herbe douce*, dont le suc donnait des songes effrayants; quiconque en prenait sentait le lendemain des inquiétudes et des agitations aussi grandes que s'il avait commis quelque crime.

(1) Malgré toutes les recherches, je n'ai pu découvrir ce que pouvaient être ces plantes. Tout porte à croire qu'elles étaient du nombre de celles que nous avons déjà considérées, et leurs propriétés sont identiques à ces dernières.

Diodore de Sicile (lib. XI, chap. 11, p. 12) raconte qu'il existait en Ethiopie un lac dont l'eau était couleur de *cinabre*, et qui répandait une odeur fort agréable. Ceux qui en buvaient tombaient dans le délire et avouaient toute leur conduite.

Malgré l'autorité de Diodore de Sicile, il est facile de voir que, d'après la définition qu'il donne de ces eaux, elles renfermaient néanmoins des sucs de plantes pharmaceutiques. Ces lacs sans doute n'étaient point naturels, l'artifice y était pour beaucoup, et ils étaient creusés par la main des hommes. Pour corroborer cette opinion, il est bon de faire connaître que Ctésias place dans l'Inde une fontaine dont l'eau à peine puisée se coagulait, et dont les propriétés étaient les mêmes que celles dont parle Diodore. La plante magique nommée plus haut par Pline devait remplir le but de cet artifice.

Il existait du reste, dans l'antiquité, des eaux qui, au dire des savants de l'époque, avaient la propriété de dissoudre l'airain et le fer. Telles étaient les eaux de *Nonacris*, près de la vallée de Tempé, et décrites par Sénèque.

Les oracles qui, généralement, avaient leur temple dans des endroits sombres, dans des grottes, devaient influer par des philtres sur l'esprit des adeptes ou des initiés qui s'y présentaient. Quelquefois la nature suppléait aux philtres et aux breuvages. Certaines odeurs qui s'exhalaient enivraient et jetaient dans le délire. Au paragraphe 28, *des Questions naturelles*, Sénèque s'exprime ainsi, et affirme les assertions ci-dessus décrites :

« Que la terre renferme beaucoup de prin-
» cipes mortels, c'est ce que prouve l'abon-
» dance de poisons qui, sans qu'on les ait se-
» més, poussent spontanément, car elle a en
» elle le germe des plantes nuisibles, comme
» des plantes utiles, et, sur certains points de
» l'Italie, ne s'exhale-t-il pas, par certaines ou-
» vertures, une vapeur pestilentielle que ni
» l'homme ni les animaux ne respirent impu-
» nément. Tant que cette vapeur retenue
» dans la terre ne fuit que par d'étroites fis-
« sures, son action se borne à tuer ceux qui
» se baissent sur la source ou qui l'appro-
» chent de trop près. Mais quand, pendant des
» siècles, renfermée dans d'affreuse ténèbres,

» elle s'est viciée de plus en plus et a redou-
» blé de malignité avec le temps, son état de
» stagnation la rend plus funeste encore ; l'air
» salubre alors cesse de l'être, de là les ma-
» ladies, les hallucinations, qui ne dispa-
» raissent que quand ces lourds miasmes sont
» disséminés par le vent et qu'on fuit l'endroit
» où ils sont agglomérés. » (1)

Ces faits suffisent pour nous donner l'agencement des pythonisses dans les grottes où se rendaient les oracles. Comme chez la devineresse de Delphes, il y avait au-dessous de l'escabeau sur lequel elle était assise, une fissure ou un trou par où se dégageaient des miasmes ou vapeurs qui l'enivraient et l'hallucinaient au point que les profanes croyaient que le Dieu la saisissait.

Démocrite et Diodore parlent d'une plante dont le suc, pris en breuvage, faisait confesser aux coupables les crimes que la torture la plus terrible ne pouvait leur faire avouer.

(1) Ces émanations surprenant les anciens, sont bien connues de nos jours : *l'acide carbonique, le gaz des marais, les émanations sulfureuses, bitumineuses, schisteuses, etc., la grotte du Chien,* à Naples.

Ce n'est sans doute que le suc *d'achæmenis*, plante nommée par Pline.

Tout cela, en effet, semble fabuleux ; mais la médecine nous offre tous les jours des circonstances semblables, il suffit de citer l'administration de la *belladone* ou de ses préparations qui, à une trop forte dose, occasionnent des songes qui comblent d'effroi et d'épouvante.

Les plantes pharmaceutiques jouaient donc dans la composition des philtres et des boissons enchantées un rôle aussi actif que violent. Continuons donc de citer quelques faits, aussi brièvement que possible ; ils sont à peu près tous les mêmes quant à la cause, mais variés, cependant, quant à l'effet.

L'*onction magique* et *les liniments*, que nous connaissons déjà par Apulée, faisaient prendre dans les rêves ce que la prévention prend pour des choses réelles. Le suc de *belladone*, appliqué sur une plaie, cause un délire accompagné de visions : une goutte de cette substance, introduite dans l'œil, produit un phénomène particulier ; l'homme touché ainsi à son insu voit les objets se doubler autour de lui. Les pommades servaient aux sorciers à faire transporter les profanes au sabbat : le *solanum-somniferum* faisait la base des unes, l'*opium* et la *jusquiame* faisaient la base des autres. Les anciens orientaux sont féconds en histoires de ce genre ; les *Mille et une Nuits* (XXVIe nuit, t. I, page 221), nous montrent un jeune prince que l'on endormait tous les soirs avec le suc d'une plante, et qui était réveillé tous les matins par un parfum qu'on lui faisait respirer, et qui le tirait de son engourdissement profond. C'était sans doute un *solanum* analogue ou semblable au *népenthès* dont parle Homère. A ce propos, M. Virey, en résumant les opinions émises sur le *népenthès* d'Homère, pense que c'est la poudre de la racine du *hyoscyamos datura* qui prise à la dose d'un drachme, dans du vin, remplit l'esprit d'illusions fort agréables; aujourd'hui on en fait en Egypte et en Orient un usage analogue.

Il est dit aussi que les guerriers fanatiques avalaient dans les combats de *l'extrait de chanvre combiné à l'opium*, ce qui les plongeait dans un délire féroce. Dans l'antiquité, on faisait boire aux malheureux condamnés au dernier supplice, un breuvage dans lequel on mêlait des substances capables d'assoupir leurs sens. Ne serait-ce pas de la poudre de *mandragore* qui produit *l'anesthésie?* Plusieurs pensent que c'est la *myrrhe*, mais elle ne possède pas des propriétés stupéfiantes ou narcotiques, elles sont plutôt toniques.

A ce sujet, on peut dire que les traditions rapportent qu'à Memphis, en Egypte, on possédait une pierre, vrai talisman, qui, triturée et mise en liniment, préservait le patient des douleurs des opérations chirurgicales : elles le rendaient complétement insensible. Ce secret a existé de tout temps aux Indes, car c'est par ce moyen que les veuves brûlées sur le corps de leurs maris sont insensibles à la douleur du feu (1).

Ce fait peut être accrédité jusqu'à un certain point. Ne possédons-nous pas beaucoup

(1) Peut-être était-ce un composé solide fabriqué avec les plantes stupéfiantes et narcotiques qui remplissent le but recherché. En cet état, il avait plutôt l'apparence d'une pierre que d'une pommade.

de substances détruisant la sensibilité nerveuse, l'*opium*, l'*aconit*, la *jusquiame*, la *morelle*. Chez les anciens orientaux, le philtre était employé dans les épreuves judiciaires ; l'accusé devait avaler de l'eau dans laquelle le prêtre avait laissé tremper un papier chargé de caractères et de peintures magiques. Cette boisson le tourmentait jusqu'à ce qu'il eût avoué son crime. Il est évident que ce breuvage, préparé par la main du prêtre, était meurtrier ou inoffensif selon qu'il lui convenait de perdre ou de sauver l'inculpé. Près du fleuve *Achéloüs* croissait la plante myope, on pouvait s'en frotter le visage sans perdre la vue. Des savants, entre autres M. Vallot, de Dijon, pensent que c'est le *tithymale*. Nous savons aujourd'hui que l'extrait de *belladone*, dissout dans l'eau, dilate tellement la pupile, que la vue est paralysée pour un instant. Il ne faut donc pas ajouter foi aux histoires d'hommes frappés de cécité momentanée et dont ils sont promptement guéris.

Les anciens magiciens occasionnaient des lèpres passagères avec *l'euphorbe* et des végétaux pleins d'un suc caustique, tels que le *rhus-toxicodendron;* rien n'était donc plus facile pour eux que de prédire la lèpre et autres maladies de peau semblables. Que conclure de ces infinités d'exemples? On est stupéfait de voir combien cette science était avancée dans l'antiquité, et encore, comme j'ai eu l'occasion de le dire, je ne fais qu'effleurer les principaux faits. Que serait-ce donc si on réunissait toutes les principales circonstances?

Au commencement de l'ère chrétienne, la fabrication des philtres, et en même temps des poisons, était arrivée à un haut degré de perfection; les empoisonnements causés par les breuvages se répétaient souvent, surtout à Rome, où la civilisation et la corruption étaient au même niveau. Non-seulement on se servait des philtres, mais encore de poisons dont l'effet peut être gradué; administrés en petite quantité, ils déterminent une asthénie lente, le marasme et la mort. Ce sont les *poisons lents.* On a discuté que l'on puisse s'habituer à l'action des poisons, et on traite de fabuleuse l'histoire de Mithridate et de cette jeune fille qui, au dire des historiens, avait été habituée dès l'enfance à manger de l'aconit, et rendue capable d'empoisonner par ses baisers les personnes dont Mithridate voulait se défaire. Les poisons étaient familiers à Médée, à Circé, à Locuste et autres magiciennes de l'antiquité. Théophraste parle d'un poison qui tue au bout de deux ou trois mois ; même au bout d'une année ou deux, le résultat était toujours certain.

Nous avons énuméré, dans ce chapitre, les principales substances vénéneuses et végétales connues des anciens. A cet arsenal de poisons, nous n'avons pas beaucoup à ajouter de nos jours pour en posséder davantage. Ces substances, citées par Nicandre, Dioscoride, Pline, Galien, peuplent aujourd'hui nos pharmacies.

Les alcaloïdes qu'on en retire possèdent, sous un petit volume et leurs propriétés vénéneuses et leurs propriétés curatives, et plus que jamais la thérapeutique actuelle emploie la *bryone*, l'*aconit*, la *ciguë*, la *jusquiame* et le *colchique*. Les anciens connaissaient-ils plus de substances végétales vénéneuses que nous n'en connaissons aujourd'hui? Non, sans doute, mais par le mystère même qu'on en faisait, la vulgarisation en était plus répandue.

Là peuvent s'arrêter, pour l'empire romain, les considérations qui nous occupent; depuis Galien jusqu'au temps des Arabes, cette science des enchantements roule dans le cercle des opinions que l'on voit se succéder chez les Grecs. Le tableau qu'elle présente pendant la durée du bas-empire offre peu d'intérêt. Ici se trouve par conséquent une lacune irréparable, et on arrive à une époque où de grands événements changent la face des choses.

La décadence du grand empire romain coïncidait avec l'établissement d'une religion nouvelle; et le dogme de la religion de l'amour universel luisait de plus en plus, à mesure que l'étoile de la puissance romaine allait en se ternissant et en s'éclipsant toujours. A cette même époque apparaît Charlemagne, qui fonda les académies des sciences et des lettres; mais à sa mort il arriva ce qui arrive à la chute d'un grand empire, les idées se relâchèrent, au lieu d'un seul chef il y en eut mille; la féodalité allait arrêter pour longtemps l'essor des sciences, de la monarchie, de la civilisation. Aussi, pendant toute la durée du moyen-âge, la science ne fait-elle presque aucun pas, à peine profite-t-elle des travaux des anciens. Ce dont elle profita, ce fut de leurs divagations superstitieuses, car l'alchimie et l'astrologie qui y prirent naissance, et qui furent un des travers de cet âge, causèrent une véritable perturbation. A cette époque, les sorciers pullulaient; beaucoup de ces malheureux fous, qu'il eût fallu guérir, furent envoyés au bûcher.

Chose frappante; dans l'antiquité l'art sacré, la philosophie platonicienne avec la théurgie pour adjuvante, les mystères, les rites occultes, donnèrent naissance aux idées surnaturelles. En effet, nous le savons déjà, qu'était à cette époque reculée de la science, qu'était, disons-nous, l'art sacré? la chimie à son berceau.

L'alchimie, au moyen-âge, était pour les philosophes de l'époque ce que l'art sacré était pour les philosophes d'Alexandrie. Le moyen-âge aussi emprunta à cet art les idées surnaturelles, même plus; il y eut non-seulement aberration des sciences, mais encore aberration dans la foi. L'esprit crédule et superstitieux de l'époque crut trop au Diable, ou du moins le fit trop souvent bénévolement intervenir en maintes circonstances. Cette croyance était la solution populaire du grand problème, *l'origine du mal.*

N'étant pas assez fort pour combattre le mal physique par l'industrie et la science, le mal moral par l'éducation, on l'acceptait, on vivait avec lui. Au XIe siècle, on connaissait parfaitement sa figure, tout le monde le voyait ou croyait le voir, ce qui, par la grande peur qu'il faisait alors, était absolument la même chose. Le Diable était donc au moyen-âge un personnage bien connu, ses prêtres étaient les sorciers qui tenaient chaque année leurs états généraux au Sabbat. On y cherchait de nouveaux charmes, de *nouveaux philtres, de nouveaux poisons.* L'assemblée commençait par une série de danses ou de débauches à faire frémir toute oreille chaste et chrétienne. C'est alors que, pour satisfaire à toutes les exigences des superstitions locales, le feu eut des *salamandres*, l'air des *sylphes*, la terre *des gnomes*, l'eau des *génies subtils*; de là les sortiléges, les breuvages enchantés, les folies astrologiques, disons-le aussi la source de tous les maux : la jalousie, les maladies prédites d'avance, la terreur entraînant la plus grande défiance les uns des autres, avec elle le triste cortége de l'envie et de la haine se résumant par le crime.

DES PHILTRES

AU MOYEN-AGE & A LA RENAISSANCE

Le travers du moyen-âge fut la magie et l'astrologie. Les conjurations, les sortiléges, les maléfices et les philtres occupaient énormément les esprits. Les sorcières et devins étaient tellement imbus de leur absurde puissance qu'ils ne niaient point eux-mêmes le pouvoir surnaturel que les masses leur attribuaient.

L'envoûtement, soit dit en passant, fut une fureur de cette époque. On était persuadé que tous les outrages faits et tous les coups portés à des images ou poupées en cire, ayant tant bien que mal la ressemblance avec celui auquel on voulait nuire, étaient ressenties par lui-même. On lui faisait subir en cérémonies préparatoires une ablution quelconque accompagnée de mots magiques et cabalistiques. Toutes ces cérémonies terminées, cette figure de cire ou *volt* se trouvait, suivant l'opinion des fabricants, identifiée avec la personne dont elle avait la ressemblance et le nom. On la torturait, on la mutilait, on lui enfonçait des épingles à l'endroit du cœur ; en cela consistait l'opération de l'envoûtement. Ducange, dans son *Glossaire*, fait dériver ce mot du verbe *invultare*, percer en dessous. Les chroniques de l'époque à ce sujet sont nombreuses. Philippe de Châtillon, ainsi que les autres membres de la famille de Nevers, furent *envoûtés* par un écuyer, Hugues de Boisjardin. Philippe de Valois fut envoûté par un nommé Robert Langlois, qui espérait le faire mourir. Marguerite de Belleville fut enfermée au Châtelet pour avoir fait un *volt* contre une personne nommée *Jeanne*. Or, le hasard voulut qu'à cette époque la reine Jeanne de Bourgogne, épouse de Philippe-le-Long, fit une maladie qui la mena près du trépas, et la sorcière fut enfermée et torturée au Châtelet.

Cette petite digression ne nous fait pas sortir du sujet que nous voulons traiter. Comme sortiléges et opérations occultes, ces pratiques, ou du moins leur énumération, ne sont point déplacées ici ; elles font partie, comme les philtres et enchantements, de l'arsenal des pythonisses. Nous arrivons immédiatement aux causes qui ont donné naissance aux boissons enchantées pendant la période du moyen-âge. A cette époque où des maladies nombreuses ravageaient la population, où une nourriture peu substantielle étiolait plutôt le sang qu'elle ne le fortifiait, la médecine était impuissante à soulager ceux qui avaient impérieusement besoin de ses soins. La médecine, disons-nous, se pratiquait sous les porches des églises, auprès des bénitiers, comme cela se faisait à Notre-Dame de Paris, avant que les écoles de la rue de la Bucherie ne fussent définitivement établies. Le serf était trop pauvre pour se procurer le luxe d'un médecin en titre ; le médecin, trop fier pour s'abaisser à soigner le manant, le truand végétait donc, faute de mieux. D'ailleurs, les barons et les nobles avaient pour eux les docteurs de Salerne, des médecins juifs maures et arabes, le peuple et les manants, les sorciers et les sorcières. Comme dans l'empire romain, on les nommait *sagax* (d'où sage-femme), et dans sa reconnaissance, quoique la maudissant, le peuple la nommait *bella dona* (belle dame, ou bonne dame). Elle a laissé son nom à la plante la *belladone*, qui sert à endormir tant de maux et qui console, d'où la famille des solanées, les *consolantes*.

C'est avec toutes les plantes de cette nombreuse famille que tous les philtres et breuvages engourdissant, donnant des songes, des visions agréables et des hallucinations, étaient fabriqués. Croissant dans des bois abandonnés, sur des ruines et des rochers solitaires, tout semblait effrayer dans ce végétal, et on peut dire que les plantes et ceux qui les administraient avaient entre eux une certaine ressemblance, car les sorciers, que l'on maudissait, ne se retiraient-ils pas sur des landes désertes, dans de sombres gorges, en un mot, habitant toujours sous des horizons désolés ?

Par la raison même que nous avons citée, le peuple ne pouvait se rapprocher des médecins, et au moyen-âge les femmes ne se seraient point confiées à un disciple d'Hippocrate, d'où l'avénement des sorcières. Les études en matière médicale étaient complétement étrangères à cette espèce de praticien.

La tradition seule put le mettre à même de connaître le nombre si grand des simples composant aujourd'hui la famille des solanées *(consolantes.)*

Famille extraordinaire, dont plusieurs membres sont inoffensifs, et les autres, et c'est la majeure partie, sont des poisons violents. L'*aubergine*, la *tomate*, la *molène*, ou bouillon-blanc, la *douce-amère*, d'un usage si précieux et si benin. Comme d'un autre côté, la *jusquiame*, la *mandragore*, le *datura-stramonium*, la *morelle*, la *belladone*, sont des traîtres perfides et dangereux conduisant au tombeau par un chemin rempli de rires, de douces et de trompeuses hallucinations ou d'effroyables tortures et des cris affreux.

Les philtres, par leur composition, différaient entre eux : plusieurs troublaient les sens, comme ceux usités par les Orientaux.

D'autres étaient dangereux, perfides, et enlevaient aux personnes complétement leur volonté. Ils étaient pour la plupart composés avec les plantes pharmaceutiques que nous avons décrites. Les boissons preparées avec la *mandragore* pervertissaient la raison, changeaient les hommes en bêtes. La *pomme épineuse* ou *datura* donnait des philtres qui agitaient continuellement et faisaient commettre des actions dont on ne gardait aucune souvenance. Dans une époque moins reculée, Linschott parle du suc de la *pomme épineuse*, que les sorcières portugaises de Goa font prendre à leurs maris, et qui les mettent dans un tel état de surexcitation et de gaîté, qu'ils ne se souviennent de rien quand ils reviennent à leur état normal.

Le mode d'administration des philtres se faisait de plusieurs manières ; ce n'était pas toujours en boissons, ou dans l'hydromel, ou dans le lait que le suc perfide était administré. C'était aussi en onction, ou introduit dans des pommades, ce qui constituait l'*onction magique*. D'autres fois la graine de la plante, jetée sur des charbons ardents, provoquait, parmi ceux qui en respiraient les vapeurs, une ardeur incroyable à la révolte et à la dispute. De même aussi que les graines de *jusquiame* en assez grande quantité, renfermées dans un appartement, occasionnaient les disputes et la colère, qui cessaient sur-le-champ, la cause en disparaissant avec la substance.

L'onction magique n'avait d'effets que par les rêves qu'elle enfantait, mais, dans le principe, composée d'ingrédients moins soporifiques, elle a dû servir à disposer les adeptes aux mystères qu'ils allaient célébrer ; ils y apportaient cette frénésie de croyance et cette ivresse morale pour entretenir la superstition et le fanatisme.

Les enchanteurs et sorciers du moyen-âge arrivaient par gradation des substances inoffensives aux poisons violents. Car non-seulement ces substances servaient pour les enchantements, mais aussi pour la médecine. Les maladies du moyen-âge étaient la danse de saint-guy, l'épilepsie, la catalepsie, l'hystérie, et toutes les affections qui s'y rattachent ; ces maladies furent longtemps un sujet d'étonnement et une cause de terreur superstitieuse. On croyait à la présence des démons dans le corps de ces malheureux. Les légendes parlent fréquemment des cris épouvantables poussés par eux. Nous les entendons encore dans nos asiles hospitaliers, et la science s'efforce de guérir les maladies qui les provoquent.

Ces malheureux, abandonnés à cette époque par la société, n'avaient que deux alternatives pour trouver le soulagement, le *sorcier* ou le *bourreau*. C'est le sorcier qui les soignait; et qu'employait-il pour les calmer et les soigner? les solanées ou les *consolantes*, la *belladone* qui guérissait la danse en faisant danser, sans compter encore toutes les autres plantes connues sous le nom *d'herbes aux sorciers*, mais appartenant toutes à la même catégorie. Leur administration se faisait dans le lait ou l'hydromel, et l'effet du remède plongeait les patients dans une stupeur, une imbécilité qui adoucissait leur souffrance morale en envoyant leur esprit dans des rêves et des hallucinations extraordinaires. L'emploi des solanées était très en vogue, mais c'était surtout la *belladone* dont on généralisait l'emploi.

A côté du terrible, l'imagination du moyen-âge place souvent le grotesque. Ainsi, le grave Bodin raconte sérieusement, dans sa *Démonologie*, qu'un homme des environs d'Angers, ayant vu une nuit sa femme se lever d'auprès de lui, puis sortir par la fenêtre, à cheval sur son manche à balai, fut curieux de la suivre dans ce voyage aérien ; s'étant frotté du même onguent, il se vit tout à coup transporté dans les airs, assis sur la même monture. Il chevaucha ainsi bien loin, jusqu'à un lieu où il vit avec grand effroi des hommes, des femmes de toutes espèces, et surtout un grand nombre de boucs, il y en avait un gigantesque qui présidait à la fête. Le pauvre homme, étonné de se voir en si lugubre compagnie, se signa ; à l'instant même tous s'enfuirent en poussant de grands cris, et il se trouva tout nu, au pied du mont Vésuve. De Naples à Angers, la route était longue ; si encore il avait eu son ancienne monture ; mais il lui fallait revenir à pied, par les voies ordinaires. Aussi, de retour en la ville, il fit brûler sa femme comme sorcière, fort innocente, sans doute, et victime d'une hallucination de son mari.

L'expérience a prouvé de nos jours que certaines substances et certaines préparations pharmaceutiques, administrées en liniments et absorbées par le système cutané, agissent comme si elles avaient été absorbées par l'estomac.

Se frottant de drogues sous les pieds et dans les mains, plusieurs, sous l'influence de l'onction magique, se sont rendus au *sabbat*, la nuit, au milieu de leur sommeil. André Laguna, médecin du pape Jules III, découvrit, en 1545, chez un sorcier, une pommade composée de substances assoupissantes; il l'expérimenta sur une femme attaquée de frénésie et d'une insomnie que rien ne pouvait vaincre; elle dormit trente-six heures de suite, voyant dans son sommeil des danses joyeuses, entendant continuellement le son des flûtes et des tambourins.

Dans une époque moins reculée, au centre du Mexique, les prêtres oignaient leur corps d'une pommade composée de substances fétides, lorsqu'ils voulaient entrer en communication avec la divinité; le tabac servait de base à la pommade, combiné avec une substance moulue qu'ils nommaient *ololuchqui*. C'est une substance qui a la propriété de priver l'homme de son bon sens, et engourdissait la sensibilité.

Je le répète encore, on ne tarirait pas de citer exemple sur exemple, il convient de citer les plus saillants.

Quoique maudits au moyen-âge, les sorciers étaient craints et respectés. Ils donnaient la joie, la vie, les remèdes, les poisons; et du reste, en étudiant les documents qui ont du rapport avec leur histoire, on voit partout, dans l'antiquité comme à cette époque, cette crainte mystérieuse et fanatique qu'on professait pour eux. Leurs habitudes, les lieux qu'ils habitaient étonnaient et frappaient; c'est pis encore, leur langage effrayait. Les Grecs et les Romains, d'après Virgile, attribuaient aux chants et aux vers des sorciers le pouvoir de faire périr les serpents et les monstres. Les sorciers modernes ont supposé ce pouvoir à des caractères étrangers et à des mots d'une prononciation bizarre. La confiance des amulettes survécut aux anciennes religions.

Démosthène est le premier auteur qui ait signalé en Grèce l'existence des sorciers. La science occulte avait cessé d'être concentrée dans les temples, des lambeaux en tombèrent entre des mains profanes, et des hommes obscurs, étrangers aux sacrés mystères, osaient professer l'art des sortiléges.

En effet, que de craintes ne devaient pas

avoir les masses ignorantes et fanatiques pour les sorciers — surtout au moyen-âge — ces êtres qui avaient la faculté de troubler l'esprit des hommes, de les plonger dans une rage féroce, de les affranchir du pouvoir de la douleur, d'exalter jusqu'au fanatisme leur audace et leur docilité, les combler de visions, agir sur leurs sens et dominer leur volonté. Dans la maladie, les hommes les imploraient. Mais malheur à qui les offensait : ils frappaient de lèpre, d'aveuglement, de mort, les coupables, défendaient à la terre de donner ses fruits, empoisonnaient l'air qu'ils respiraient, etc. Alors l'adresse, l'imposture et le charlatanisme se déployaient ; mais notre imagination sait dégager aujourd'hui la vérité de ces honteux artifices, et tout en les blâmant, on ne peut faire autrement que d'admirer la variété des connaissances présidant à toutes ces pratiques. La sorcellerie fut un des travers du moyen-âge, l'astrologie le fut aussi (1). Les as-

(1) Le nom qui retentit le plus au moyen-âge, à propos des choses qui nous occupent, est celui d'Arnaud de Villeneuve. Il appliqua l'astrologie à l'alchimie. Il est l'auteur du *De Sigillis* (des cachets) qui préservaient de la

trologues prétendaient voir dans les astres les destinées de la vie humaine. Un autre travers fut l'alchimie, la recherche de la pierre philosophale, le grand élixir, qui devait donner de l'or, des diamants, même la santé et la vie de Mathusalem, fut introuvable. Mais on doit aux alchimistes les premières descriptions de nos métaux usuels et des principaux composés en usage dans nos laboratoires et dans nos pharmacies : l'antimoine, le bismuth, l'alcali volatil, le foie de soufre, et beaucoup de composés mercuriels : l'oxigène, le phosphore, le zinc, les couleurs minérales et vé-

mort subite et qui garantissaient contre les enchantements. Il affirme que les maléfices sont commis tantôt avec des substances tirées du règne animal, et tantôt du règne végétal. Le cœur d'un vautour rend l'homme qui le porte aimable auprès des femmes (*gratiosum mulieribus.*)

Le millepertuis fuga dæmonum chasse les démons de la maison dans laquelle on le conserve. La *bryone*, que l'on porte sur soi, chasse tous les maléfices. Et rien n'est meilleur, d'après lui, que la bile d'un chien noir et celle d'un poisson, brûlée sur les charbons ardents pour détruire l'effet d'un charme; et des caractères tracés sur le dos d'un homme avec le sang d'une chauve-souris, maîtrisent sa colère et le rendent très benin. — Singulière époque, où personne ne riait de ces histoires et où tout le monde croyait plus ou moins à la puissance des philtres et enchantements !

gétales, la purification, la coupellation des métaux précieux, l'introduction en médecine des médicaments métalliques. Quelques astrologues, à force de regarder le ciel, en vinrent à y chercher le mouvement des astres. Les alchimistes ne trouvèrent point d'or dans leurs creusets, mais des corps nouveaux, et chemin faisant quelques propriétés nouvelles des corps déjà connus. Ainsi furent découverts l'art de la distillation, des sels, des acides énergiques, les émaux, les verres convexes dont on fera les lunettes, la poudre à canon, que les Arabes connaissaient déjà, et la boussole qui nous vint peut-être de Chine.

On est en droit de se demander pourquoi le moyen-âge qui, dans sa foi profonde, resta longtemps sans obtenir que de ses théologiens la solution des grands problèmes que l'âme agite toujours, sur elle-même et sur Dieu, s'adressa aux profanes. C'est qu'un jour la curiosité s'éveilla, elle parut avec un nom tout particulier, *la scolastique.*

La scolastique ne fut point un système, ce fut plutôt une certaine manière de discuter sur toutes les questions, sans en vérifier au préalable la justesse.

Il en résulta une sorte de gymnastique intellectuelle; on perdit à cette gymnastique beaucoup de temps et d'efforts; pourtant, l'esprit se fortifia et s'aiguisa dans ces luttes, et l'instrument fut préparé pour des luttes sérieuses. L'observation finit par paraître, et celui qui en est le type, Roger Bacon, fut récompensé des découvertes qu'il fit connaître, par la prison, à laquelle il fut condamné comme magicien et comme sorcier. Et malgré les efforts du clergé, les coutumes insensées, les attraits vers les sciences occultes durèrent encore longtemps, quoique aussi, de leur côté, les conciles essayaient de ramener les hommes à la ligne droite de conduite et à la pureté de sentiments qu'ils ne pouvaient garder.

QUELQUES MOTS

Sur l'art des Philtres et des Enchantements à la période de la Renaissance

—co—

Le règne de François 1er vit venir de l'Italie avec toutes les célébrités qui en France, à cette époque, apportaient leurs travaux et le goût des beaux-arts, la science des philtres et des boissons merveilleuses mises en haute pratique par Jean-Baptiste Porta. Il apprend, dans sa *Magie naturelle*, qu'il voyagea en France, en Allemagne et en Espagne, et qu'il eut à se louer de la munificence du cardinal d'Este, qui prit un vif intérêt à ses travaux.

Les plantes de la famille des *solanées* constituent la base des philtres ; il a l'air de se faire un scrupule de traiter amplement cette matière, mais moins il arrive à son but pour en traiter d'une façon détournée. Il fait une grande énumération de recettes, et son traité de *Re Coquinaria* renferme des formules propres à ce genre de boisson.

On y trouve, entre autres, une recette pour faire que les convives ne puissent rien avaler.

Il indique de faire tremper dans du vin des racines de *belladone*, et d'en donner à boire trois heures avant le repas. On sait d'une manière certaine que le principe actif de cette plante *(l'atropine)*, qui trouve à la fois dans le vin un dissolvant aqueux et alcoolique, produit une constriction violente du pharynx, et la déglutition ne s'opère pas.

Cependant, à haute dose, cet infernal breuvage non-seulement empêchait les convives de manger, mais encore il avait la propriété de les conduire directement à la mort.

Son traité de *Re Coquinaria* renferme beaucoup de plantes de la famille des *solanées* : la *jusquiame*, le *stramoine*, la *belladone*; les *apocynées*, comme la *noix vomique*; *l'aconit (renonculacées) bois-gentil* (thymélées).

D'après lui, les restaurateurs et les empoisonneurs sembleraient appartenir à la même profession.

Dans les boissons enchantées, composées avec les drogues pharmaceutiques, Porta établit trois degrés :

Premier degré : Narcotisation proprement dite (1).

Deuxième degré : Aliénation mentale momentanée.

Troisième degré : La mort.

Il suffit donc de dépasser l'effet narcotique pour arriver dans le domaine de la *magie naturelle.*

Les philtres composés de poudre de racines de *belladone*, de *stramoine*, font apparaître les *visions* les plus singulières et les plus surprenantes. Ceux qui en avalent tombent dans des hallucinations étranges et se croient métamorphosés en animaux ; les uns nageant sur le sol comme des phoques, les autres transformés en oies ou en bœufs, broutent l'herbe. Ressemblance parfaite avec l'histoire de Circé, qui changea les compagnons d'Ulysse en pourceaux. Seulement, on dit que pour cette opération Circé se servait de la *mandragore.* Il apprend aussi que les magiciennes et sorcières d'Italie attiraient près d'elles le voyageur qui

(1) Eadem plantæ quæ somnum inducant, si paulo plus propinentur dementant.

(*Mag. nat.*, *de Philtris*, lib. VIII, p. 151.)

se livrait par trop de confiance. Elles lui faisaient manger, dans du fromage, une drogue qui le changeait en bête de somme. Elles le chargeaient alors de leurs bagages, et, le voyage terminé, elles lui rendaient sa forme primitive. On s'aperçoit que le voyageur avait l'esprit troublé, et que les magiciennes y mettaient un terme en lui donnant un antidote approprié. La *morelle* semblerait être le narcotique employé.

Non-seulement il indique dans son traité *De Acupio* (de l'oiseleur), un secret pour attraper les oiseaux et les rendre malades, et enfin les tuer ; il indique aussi un poison pour stupéfier les loups et s'en rendre maître. Ce sont des pilules faites avec de la poudre *d'aconit* et du miel (aconit tue-loup).

Cardan, dans son livre *De subtilitate*, fait l'énumération des plantes qui, par leurs propriétés magiques, servaient à envoyer au sabbat. Ce sont toujours le *solanum-somniferum*, la *jusquiame* et *l'opium* qui en sont les bases. L'usage de ces simples et les formules des médicaments venaient d'Égypte.

On employait la *jusquiame* dans le traitement de l'épilepsie. Porta parle aussi d'une plante dont les Scythes faisaient usage, ce qui suppléait à leur nourriture pendant des jours entiers. Il passe pour l'inventeur et le fabricant de pilules qui, prises à la dose de deux, empêchaient les hommes de ressentir la faim et la soif.

C'est par ce dernier fait que je termine cette étude. Aurai-je atteint le but que je me proposais ? je l'ignore. Néanmoins je m'arrête. J'ai voulu faire une *Étude succincte* et non un long ouvrage, et je me hâte de faire la conclusion.

Nous venons de voir que la science des philtres et des enchantements roule, depuis l'antiquité jusqu'à l'époque que nous venons de décrire, sur les mêmes espèces de plantes appartenant toutes aujourd'hui à la famille des *solanées*. Tant qu'une solide instruction médicale n'avait point été donnée, tant que des observations certaines n'avaient point été faites par les gens instruits et compétents, cet arsenal dangereux restait entre les mains du vulgaire; nous connaissons assez l'usage qui en était fait. Mais que d'enseignements profonds à en tirer, et que d'horizons nouveaux découverts en pensant que le suc obtenu d'une plante pouvait, en maintes circonstances, changer les hommes et les choses !

L'histoire naturelle, botanique, la matière médicale même, peuvent gagner beaucoup à l'examen et à la discussion des faits énumérés par les anciens.

Un tort existe chez les modernes, c'est de négliger un peu trop les faits isolés, de ne pas les réunir en faisceaux et en faire jaillir la lumière. En fait de matière médicale ou de substances qui s'y rapportent, il n'existait auparavant qu'un empirisme capricieux dirigé par le hasard, égaré par les rêves de l'alchimie. C'était de bonne foi que ceux qui pratiquaient l'art se disaient inspirés, parce que leurs vues et leurs lumières mettaient leurs connaissances au-dessus du vulgaire.

Mais cependant ne nous hâtons pas trop de condamner les empiriques ; n'est-ce pas à eux qu'on doit le *quinquina*, *l'ipécacuanha*, le *ricin* et *l'émétique*, et tant d'autres panacées !

Enfin, l'étude des choses de la nature a occupé les plus grands hommes : Homère,

Hippocrate, Galien, Celse, Dioscoride, Aristote, Pline. Le premier mot de toute science a été donné par la tradition, qui elle-même le tenait de l'expérience. Il faut voir dans cette mise à contribution des choses de la nature, la pensée divine que partout le Créateur a mis la créature telle qu'elle soit à portée de trouver des moyens pour vivre et pour se guérir, même dans les lieux les plus marécageux, comme dans ceux qui dominent au loin les mers.

De nos jours même encore, les plus grands praticiens n'ont-ils pas recours aux plantes, à des écorces, aux mousses, à des baies, à des feuilles et à des fleurs? Ce n'est point aventurer un système ou une doctrine, de dire que la première science d'hygiène est sortie des observations des choses de la nature, et que le praticien le plus sage encore est celui qui y revient comme celui qui les cherche.

Deux mots pour finir. Les drogues pharmaceutiques servant à la confection des breuvages sont aujourd'hui toutes entre les mains de l'honorable corps des pharmaciens. Ce sont eux les dispensateurs érudits de ces substances, qui, sagement employées, ne servent plus à causer les hallucinations et les visions et à envoyer au sabbat, mais calmer les douleurs et procurer le soulagement aux malades. Il est certain que s'il était en leur pouvoir de vendre des philtres et des boissons préparées, ils ne fabriqueraient que ceux qui pourraient donner sûrement et pour toujours, aux personnes qui en feraient usage, que des aspirations *généreuses, charitables, reconnaissantes, pleines de bonne foi, de loyauté et de dévouement.*

CONCLUSION

En terminant ce travail sur les *philtres et les boissons enchantées ayant pour base les plantes pharmaceutiques*, presque toutes de la famille des *solanées*, il est nécessaire de bien se convaincre que la tradition seule ait pu en donner aux sorcières et sorciers qui les employaient une connaissance exacte.

Le fatras astrologique, alchimique et pharmaceutique qui existait à cette époque, renfermait tout pêle-mêle, et ce n'est que postérieurement qu'elles furent connues, sinon décrites d'une façon complète, et en rapport avec le degré de la science de l'époque.

Ainsi, l'introduction de la *belladone* dans la matière médicale est fort ancienne. Ce n'est cependant que vers le milieu du VIe siècle qu'elle a été nettement distinguée des plantes avec lesquelles on l'employait concurremment.

Il est probable qu'il en a été de même pour le *datura-stramonium*, *l'herbe aux sorciers*, la *jusquiame*, la *morelle* et la *mandragore*, dont les effets ont été étudiés par les médecins arabes dès le XIe siècle, non-seulement au point de vue médical, mais encore au point de vue des boissons stupéfiantes et enivrantes, dont les Orientaux sont si curieux et si avides. Les Chinois même, si féconds en observations, ne sont pas étrangers, peut-être, à la connaissance définitive de ces plantes, car la *mandragore* était fort usitée chez eux pour produire *l'anesthésie*. Les Arabes se servaient de la *jusquiame* pour se procurer une ivresse extatique en avalant des philtres faits avec sa poudre et ses feuilles.

L'observation médicale a aujourd'hui réduit à sa juste valeur la cause et les effets de ces narcotiques et stupéfiants.

Et la terrible puissance de la *belle-dame* (belladone), de la *morelle furieuse*, du *solanum mortel* et *maniaque*, n'est due, nous le savons tous, qu'à un trouble momentané de l'appareil nerveux produit par des doses donnant des visions extraordinaires accompagnées de délire gai ou furieux.

Il est inutile d'ajouter que, comme application botanique, la famille des *solanées* rend aujourd'hui à l'art de guérir les plus grands services, et que, dans maintes circonstances, elle mérite justement son nom de *consolante*. Et s'il y a un enchantement pour le malade, c'est de voir, dans le cas où ces préparations pharmaceutiques sont employées, ses souffrances diminuer et souvent disparaître ; là est, sans nul doute, la plus agréable satisfaction que ces remèdes précieux peuvent lui procurer.

Croire à l'action des philtres est chose admissible, puisque la substance qui en fait la base est un poison, sinon un remède énergique. Quant à l'action des enchantements, elle est complétement nulle et ne peut être accréditée.

Pour les philtres *ob amoris causam*, je n'ai pas cru devoir m'y arrêter, nous en savons assez aujourd'hui à ce sujet pour être édifiés sur leur véritable valeur. Cependant, toujours une histoire se conclut par une morale ; pour sortir de cette vieille routine, qu'on nous permette de terminer cette étude en donnant une recette. Connaissez-vous les philtres susceptibles de faire inspirer de l'affection? Non, répondrez-vous. —Alors nous vous engageons à suivre le précepte du poète :

Si amari vis, amabilis, esto!

Si vous voulez être aimé, soyez aimable!

RÉSUMÉ

Des principales substances ou drogues employées par les magiciens pour la composition des Philtres occasionnant des hallucinations et des visions momentanées.

NOMS.	FAMILLES	MODE D'ADMINISTRATION.	EFFETS.
Belladone. Baies. Feuilles. Racines et Suc.	Solanées.	Infusion, poudre ou suc.	Folie furieuse, sommeil durant vingt-quatre heures. La poudre de la racine contracte le pharynx et empêche d'avaler.
Datura. Graines. Feuilles. Racines. Suc.	Solanées.	Infusion mêlée aux liqueurs. Usitée dans l'Inde.	Stupeur de vingt-quatre heures accompagnée d'un rire continuel. La stupeur est si profonde, que rien de ce qui se passe sous les yeux n'affecte ou ne touche. Visions singulières et surprenantes.
Mandragore.	Solanées.	Poudre desséchée introduite dans les aliments.	Imbécilité complète, qui dure plus ou moins, suivant la dose.
Hyoscyamus datura.	Solanées.	Infusion.	A la dose d'un gramme ou deux, remplissait l'imagination des illusions les plus douces, que rien ne peut égaler en charmes.
Potamantis.	Non classée.	Infusion.	Nommée par Pline.—Prise en infusion, elle jette dans le délire.
Nepenthès.			Rapprochée du hyoscyamus datura.

NOMS.	FAMILLES	MODE D'ADMINISTRATION.	EFFETS.
Achremenis.	Non classée.	Poudre ; — Pastilles.	Tourment pendant le sommeil. — Les anciens croyaient que les coupables qui en absorbaient, se voyaient poursuivis par les dieux qui les forçaient à confesser leurs crimes. — Pline la décrit aussi.
Herbe douce.	Non classée.	Au Kamtchatka, on retire de cette plante une eau-de-vie qui enivre facilement d'une manière très-violente.	Songes effrayants durant la nuit. — Celui qui en a pris sent, le lendemain, des inquiétudes et des agitations aussi grandes que s'il avait commis quelque crime.
Ophiusa. Plante d'Ethiopie.	Non classée.	En breuvage et en suc.	On se croyait assailli par des serpents. La terreur que l'on ressentait était si grande qu'elle conduisait à se donner la mort.
Le Muchamore.	Champignon de Sibérie.	Pris en mets, en liqueur ou en infusions.	Délire profond, tantôt gai, tantôt plein de tristesse et d'épouvante.
Extrait de Chanvre combiné à l'opium.		Pris en petites doses sous la forme de pastilles.	Délire féroce, et rage sanguinaire de peu de durée.
Plante myope.	Solanées.	Suc, en frictions.	Ce ne peut être que la *belladone*, dont le suc, introduit dans l'œil, a la propriété d'obscurcir la vue momentanément, d'où son nom de *plante myope*.

NOMS.	FAMILLES	MODE D'ADMINISTRATION.	EFFETS.
Euphorbe. **Rhus-Toxicodendrum.**	Euphorbiacées. Térébenthacées.	Suc. Suc.	Le suc de ces plantes, lancé sur la peau, cause une éruption, qui faisait croire que les magiciens qui le projetaient sur le corps avaient le pouvoir de donner la lèpre.
Maslach.		Boisson.	Mêlée d'*opium*, elle rendait frénétiques ceux qui en buvaient.
Aconit.	Renonculacées.	Boisson, Infusion ou Poudre.	Mêlée aux aliments, en petites doses, elle produisait une insensibilité simulant la mort.
Colchique.	Colchicacées	Boisson, Infusion ou Poudre, à doses faibles.	Terreur inouïe suivie de mort, suivant le degré de la substance employée.
Ellébore.	Renonculacées.	Poudre.	Servait aux magiciens, qui en faisaient un secret pour détruire les animaux nuisibles.
Jusquiame. (Semences.)	Solanées.	Breuvage.	Produisait, à petites doses, la folie momentanée. Les semences de jusquiame, projetées sur des pierres rougies au feu, occasionnent des vapeurs qui excitent aux querelles ceux qui les respirent.
Aristoloche anguicorda.	Aristolochiées.		Charmait les serpents.

NOMS	FAMILLES	MODE D'ADMINISTRATION	EFFETS
Millepertuis	Hypéricinées	Placé dans les maisons.	Chassait le diable [illegible]
Cœur de vautour desséché		Porté sur soi.	Regard gracieux [illegible]
Bryone.	Cucurbitacées	Porté sur soi.	Préservait contre les maléfices.
Sang de Chauve-Souris		Caractères tracés sur la peau	Rend l'homme méchant [illegible]
Bile de Chien ou de Poisson		Brulée sur des char[illegible] bons ardents	[illegible] charme[illegible]

www.ingramcontent.com/pod-product-compliance
Ingram Content Group UK Ltd.
Pitfield, Milton Keynes, MK11 3LW, UK
UKHW020344250726
13967UKWH00005B/2105

9 782012 885158